BEI GRIN MACHT SICH IHR WISSEN BEZAHLT

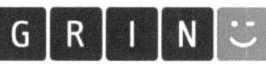

Selbstwirksamkeitserwartung und Sucht. Entwicklung eines Beratungsgesprächs anhand eines Fallbeispiels

Michael Hermann

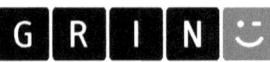

Bibliografische Information der Deutschen Nationalbibliothek:

Die Deutsche Nationalbibliothek verzeichnet diese Publikation in der Deutschen Nationalbibliografie; detaillierte bibliografische Daten sind im Internet über http://dnb.d-nb.de abrufbar.

ISBN: 9783346269720
Dieses Buch ist auch als E-Book erhältlich.

Druck und Bindung: Books on Demand GmbH, Norderstedt Germany
Gedruckt auf säurefreiem Papier aus verantwortungsvollen Quellen

Das vorliegende Werk wurde sorgfältig erarbeitet. Dennoch übernehmen Autoren und Verlag für die Richtigkeit von Angaben, Hinweisen, Links und Ratschlägen sowie eventuelle Druckfehler keine Haftung.

Das Buch bei GRIN: https://www.grin.com/document/936467

Deutsche Hochschule für
Prävention und Gesundheitsmanagement

Einsendeaufgabe

<table>
<tr><td>**Fachmodul**:</td><td>Psychologie des Gesundheitsverhaltens</td></tr>
<tr><td>**Studiengang**:</td><td>Gesundheitsmanagement</td></tr>
<tr><td>**Name, Vorname**:</td><td>Hermann, Michael</td></tr>
</table>

Inhaltsverzeichnis

1 Selbstwirksamkeitserwartung

1.1 Definition „Selbstwirksamkeitserwartung"

Selbstwirksamkeitserwartung wird durch Schwarzer (2004) „als die subjektive Gewissheit, neue oder schwierige Anforderungssituationen aufgrund eigener Kompetenz bewältigen zu können" definiert (S.12). Kompetenzerwartung und Selbstwirksamkeitserwartung werden synonym verwendet. Des Weiteren verweist Schwarzer (2004) darauf, dass die „persönliche Einschätzung eigener Handlungsmöglichkeiten … die zentrale Komponente der Wahrnehmung von Selbstwirksamkeit" ist (S.13). Folgt man Bandura (1997), setzen sich Personen mit einer hohen Selbstwirksamkeit höhere Ziele und initiieren Handlungen schneller. Die Anstrengungen einer Person mit hoher Kompetenzerwartung sind ebenfalls größer. Sie geben angesichts von Schwierigkeiten und Hindernissen nicht so schnell auf. Auch die Regenerationszeit nach Misserfolgen ist geringer als bei Personen mit einer weniger ausgeprägten Selbstwirksamkeit (Knoll, Scholz & Rieckmann, 2017, S. 29). Selbstwirksamkeit ist also wichtig für die Ziele und das Verhalten einer Person. „Insgesamt ist die Selbstwirksamkeit einer Person ein wichtiges Element kompetenter Selbstregulation" (Knoll, Scholz & Rieckmann, 2017, S.29).

1.2 Selbstwirksamkeit zur sportlichen Aktivität

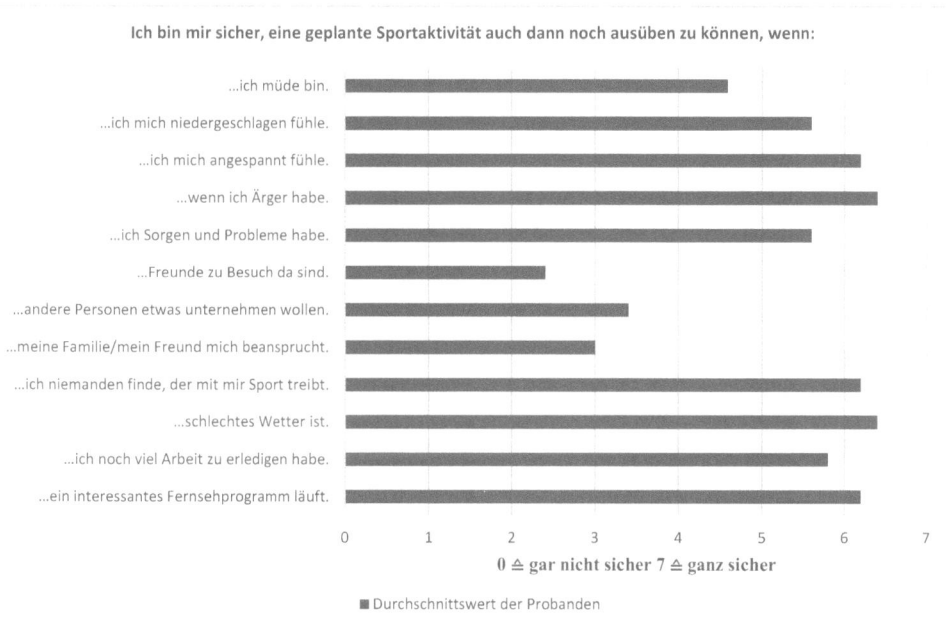

Abb. 1: Selbstwirksamkeit zur sportlichen Aktivität, *Fuchs & Schwarzer, 1994, S. 146*

Die vorangegangene Abbildung stellt die Auswertung der SSA-Skala – Selbstwirksamkeit zur sportlichen Aktivität anhand von fünf Testpersonen dar (Fuchs & Schwarzer, 1994, S. 146). Wie in Abbildung 1 gut zu erkennen ist, üben die fünf Probanden ihre geplanten sportlichen Aktivitäten trotz der dargestellten Items mit hoher Wahrscheinlichkeit aus. Ein signifikanter Rückgang ist lediglich bei der Teilnahme an Aktivitäten mit dem sozialen Umfeld und bei erhöhter Beanspruchung durch dieses zu erkennen. Anhand der ausgewerteten Ergebnisse kann dieser Stichprobe eine hohe spezifische Selbstwirksamkeit zur Sportaktivität zugesprochen werden. Folgt man Schwarzer, sind die Probanden eher zum Abbau von gesundheitsgefährdenden Verhaltensweisen und dem Aufbau von Verhaltensweisen in der Lage, die der Gesundheit förderlich sind (2004, S. 184).

1.3 Wissenschaftliche Studien zur „Selbstwirksamkeitserwartung"

Tab. 1: wissenschaftliche Studien zum Thema „Selbstwirksamkeitserwartung"

	Dohnke et al. (2006)	Schneider & Rief (2007)
Fragestellung (en)	**1. Frage:** Leistet die Ergebnis- und Selbstwirksamkeitserwartung zum Beginn der Reha einen eigenständigen Beitrag zur Vorhersage der Ergebnisse am Ende der Reha? **2. Frage:** Beeinflussen behandlungsbezogene Erfahrungen, der körperliche Gesundheitszustand und das emotionale Wohlbefinden die Ergebnis- und Selbstwirksamkeitserwartungen?	**1. Frage:** Kommt es zu einer Steigerung der Selbstwirksamkeitserwartungen durch Therapieerfolge in Schmerzbewältigung und Beeinträchtigung bei Patienten mit anhaltender somatoformer Schmerzstörung? **2.Frage:** Welchen relativen Beitrag leisten Erfolge in den verschiedenen Bereichen?
Stichprobe	Die Studie wurde an 1065 Rehabilitanden nach einem Hüftgelenkersatz in 13 orthopädischen Reha-Kliniken durchgeführt. Der Anteil an Frauen beträgt 60% und das Durchschnittsalter liegt bei 64,58 Jahren. Der Großteil der Patienten gab als Hauptdiagnose Hüftarthrose an (92%).	Die Feldstudie wurde an 319 Patienten durchgeführt. Bei allen Patienten wurde als Hauptdiagnose eine anhaltende somatoforme Schmerzstörung festgestellt.
Materialien/Test	**Fragebogen zu Reha-Beginn:** 1. Erfassung der Schmerzen am Hüftgelenk (postoperativ) anhand einer 11-stufigen numerischen Ratingskala; 0 ≙ kein Schmerz, 10 ≙ stärkster vorstellbarer Schmerz 2. Fragen zur Einschränkung bei der Ausübung von acht verschiedenen Aktivitäten des täglichen Lebens (z.B. Treppensteigen); Es werden zwei Antwortmöglichkeiten gegeben: 0 ≙ nicht eingeschränkt, 1 ≙ eingeschränkt. 3. Abfrage der spezifischen Ergebniserwartungen analog zu den Beschwerden zu Reha-Beginn. Das Ergebniserwartungsitem folgte immer dem Schmerz- oder ADL-Item. 4. Erfassung der Selbstwirksamkeitserwartungen durch Vorlage eines Fragestamms („Auch wenn Ihnen die aktive Mitarbeit an den Behandlungsmaßnahmen manchmal schwer fallen sollte: Wie sicher sind Sie sich, dass Sie durch Ihr eigenes Mitwirken bis zum Ende der Reha...") und einer Liste mit neun beschwerdebezogenen	Die Datenanalyse und Kreuzvalidierung erfolgte anhand von Strukturgleichungsmodellen im Rahmen konfirmatorischer Pfandanalysen. Die Daten gaben Auskunft hinsichtlich Selbstwirksamkeitserwartungen, Schmerzbewältigungsstrategien, schmerzbedingter/allgemeinpsychischer Beeinträchtigungen. Bei Entlassung wurde zusätzlich eine Befragung mit direkten Therapieerfolgsratings durchgeführt.

	Dohnke et al. (2006)	Schneider & Rief (2007)
	Verhaltensweisen (z.B. „...ihre Gehstrecke verlängern können"); die Beantwortung erfolgt anhand einer 4-stufigen Antwortskala: 1 ≙ eher unsicher, 4 ≙ sehr sicher. 5. Abfrage des emotionalen Wohlbefindens durch den Indikator Depressivität anhand der Kurzform der Allgemeinen Depressionsskala; 4-stufige Antwortskala: 0 ≙ selten/gar nicht, 3 ≙ meistens/die ganze Zeit. 6. Arztangaben zum aktiven Beugungsgrad des operierten Hüftgelenks, das Vorhandensein funktioneller Einschränkungen am nicht-operierten Hüftgelenk und zur Anzahl an Nebendiagnosen. **Fragebogen am Reha-Ende:** Wiederholte Abfrage der Schmerzen und eingeschränkten ADL-Funktionen (siehe Punkt 1, Punkt 2 des Fragebogens zu Reha-Beginn).	
Untersuchungsdesign	Im Rahmen einer multizentrischen Längsschnittstudie wurden den Patienten zu Beginn der Reha, am Reha-Ende und sechs Monate nach Entlassung Fragebögen zur Beantwortung vorgelegt.	Im Rahmen der Feldstudie erhielten alle Probanden im Zeitraum von April 2002 bis Juli 2003 eine stationäre psychosomatische Rehabilitation. Zur Erhebung der Daten wurde bei Aufnahme und bei Entlassung der Patienten ein Fragebogen zur psychologischen Routinediagnostik der Klinik durch diese beantwortet. Die Rücklaufquote entsprach 93,1%.
Hauptergebnisse	1. Positive Ergebniserwartungen und hohe Selbstwirksamkeitserwartungen zum Beginn der Reha (T1) tragen zur Vorhersage besserer Reha-Ergebnisse am Reha-Ende (T2) bei. Je geringer die Schmerzstärke/Anzahl der eingeschränkten ADL-Funktionen zu T1, desto geringer waren sie auch zu T2 (hohe schmerzbzw. ADL-bezogene Selbstwirksamkeit). 2. Der körperliche Gesundheitszustand, das emotionale Wohlbefinden und die wahrgenommene Selbstwirksamkeit haben Einfluss auf die Ergebnis- und Selbstwirksamkeitserwartungen. Behandlungsbezogene Erfahrungen spielen eine geringere Rolle.	Verbesserungen der Schmerzbewältigungsstrategien, Reduktion der schmerzbedingten/allgemeinpsychischen Beeinträchtigung und direkt erlebte und erfragte Therapieerfolge führen zu einer Steigerung der Selbstwirksamkeitserwartungen. Die Verbesserung von Schmerzbewältigungsstrategien erzielt den größten Effekt bei der Steigerung von Selbstwirksamkeitserwartungen. Direkt erfragte Veränderungen des physischen/psychischen Befindens haben einen eher geringen Einfluss auf die Selbstwirksamkeitserwartungen.

Vergleicht man nun die beiden in Tab. 1 dargestellten Studien, ist deutlich zu erkennen, dass im Bereich der Behandlung von Beschwerden und Erkrankungen die Selbstwirksamkeitserwartungen der Patienten von großer Bedeutung sind, sowohl bei Beschwerden, die körperlich/organisch als auch psychosomatisch bedingt sind und Schmerzen hervorrufen. Fördert man individuell den Aufbau und/oder das Aufrechterhalten der Selbstwirksamkeitserwartungen der Patienten, so ist mit verbesserten und positiven Ergebnissen zu rechen. Führt man durch Therapiemaßnahmen einen Erfolg bei den Patienten herbei, löst dies sowohl Motivation als auch gesteigerte Kompetenzerwartungen aus. Diese führen dann zu einer aktiven Mitarbeit und es kommt zu Coping-Prozessen, was sich wiederum positiv auf den Behandlungserfolg auswirkt. Beide Studien stimmen auch hinsichtlich des Punktes überein, dass den Betroffenen diverse Strategien vermittelt werden müssen, um sie nachhaltig zu ermächtigen, negative Folgen der Krankheiten eigenständig bewältigen zu können. Somit existiert auch beidseitig ein eher kritischer Blick auf primär passive Behandlungsverfahren. Abschließend zu erwähnen ist, dass es zudem eine Übereinstimmung in der Behauptung gibt, dass Selbstwirksamkeitserwartungen in diesem Bereich mehr Beachtung geschenkt werden sollte.

2 Suchterkrankungen

2.1 Definition „Sucht"

Ursprünglich stammt der Terminus „Sucht" von dem Wort „siech" ab, was „krank" bedeutet. Folgt man der Definition der Weltgesundheitsorganisation (WHO), „ist Sucht ein Zustand periodischer oder chronischer Intoxikation, verursacht durch wiederholten Gebrauch einer natürlichen oder synthetischen Substanz, der für das Individuum und die Gemeinschaft schädlich ist" (Haasen, Kutzler & Schäfer, 2010, S. 267). Laut Bormann leitet sich der Suchtbegriff „in seiner ursprünglichen Wortbedeutung vom krankhaften Verlangen nach bestimmten Erlebniszuständen ab" (2014, S. 302). In diesem krankhaften Verlangen spiegelt sich der Wunsch wieder, „die psychische Wirklichkeit verändern und verbessern zu wollen, und so ein ganz bestimmtes Verhalten, eine „Flucht" vor tatsächlichen und auch vor scheinbaren Problemen" zu erzielen (March, 2004, S. 16). Da „Sucht" ein sehr vielseitiger Begriff ist, wurde er von der WHO durch das Wort „Abhängigkeit" ersetzt (Feuerlein, 1979, S.4). Im Folgenden wird zentral auf die Alkoholabhängigkeit eingegangen, da in Deutschland der riskante Konsum der legalen Droge mit 18% der Männer und 14% der Frauen immer noch enorm groß ist (Marlene Mortler, 2018, S. 56).

2.2 Theoretische Grundlagen

Grundlegend wird laut Hurrelmann & Bründel (1997) zwischen stoffgebundenen und stoffungebundenen Süchten unterschieden (S.12). Laut March (2004) zählen zu den stoff-gebundenen Süchten der Konsum von Substanzen, die wiederum in legale Drogen (Al-kohol, Nikotin, Medikamente und Koffein) und illegale Drogen (Cannabis, Heroin, Ko-kain und Amphetamine) unterteilt werden (S.17). Durch den Konsum der Drogen wird eine bewusstseinsverändernde Wirkung erreicht. Stoffungebundene Süchte lassen sich durch das zwanghafte Ausführen bestimmter Taten oder das Aufsuchen bestimmter Situ-ationen identifizieren (Hurrelmann & Bründel, 1997, S. 11). Hierzu zählen beispielsweise die Spielsucht, Sexsucht und Computersucht. Aber auch durch Esssüchte und Kaufsüchte können berauschende Zustände und die daraus resultierende Abhängigkeit erlangt werden (March, 2004, S.17).

Die am häufigsten und am stärksten konsumierte Droge innerhalb Deutschlands ist der Alkohol (Gärtner-Vander, 2018, S. 10). Nach der ICD-10 (F10.2 Abhängigkeitssyndrom) ist man alkoholabhängig, wenn man nicht mehr in der Lage ist, seinen Alkoholkonsum zu steuern, ihn zu kontrollieren und den Konsum trotz schädlicher Folgen aufrechterhält (World Health Organization [WHO], 2016, S.180). Es wird zwischen physischer und psy-chischer Abhängigkeit differenziert. Bei einer rein psychischen Abhängigkeit ist der Mensch nicht mehr dazu in der Lage, sein Leben oder bestimmte Situationen in diesem ohne Alkohol zu bewältigen. Treten zudem noch körperliche Beschwerden auf, wenn der Alkoholkonsum ausbleibt, so spricht man auch von einer physischen Abhängigkeit.

2.3 Entstehung

Wendet man sich nun der Entstehung einer Sucht beziehungsweiße der Alkoholsucht zu, wird deutlich, dass diese nicht einer bestimmten Ursache entspringt. Sie „entsteht aus einem komplexen Ursachengefüge, in einem Prozess und nicht von heute auf morgen" (Schmitz, 2010, S. 19). Im Laufe der Zeit wurden viele unterschiedliche Theorien zur Entstehung dieser Sucht aufgestellt. Diese lassen sich „in einem multikonditionalen Be-dingungsgefüge zusammenfassen, das wahrscheinlich der Komplexität des Alkoholismus am Besten gerecht wird" (Soyka, Küfner & Feuerlein, 2008, S.20). Dieses Gefüge setzt sich aus dem Individuum mit seinen psychischen und physischen Faktoren, dem sozialen Umfeld mit dessen Rahmenbedingungen und den sozialen Beziehungen sowie dem Missbrauchs- und Abhängigkeitspotenzial und der Verfügbarkeit der Droge selbst zusammen (Soyka, Küfner & Feuerlein, 2008, S.21). Es wird zwischen primärem und sekundärem Alkoholismus unterschieden (Zurukzoglu, 1963, zitiert nach Bättig, 1964, S. 114). Richtet man den Blick auf den primären Alkoholismus, so können die Entstehungsursachen beispielsweise eine strake Belastung im beruflichen Alltag sowie eine häufige Gelegenheit zum Alkoholkonsum sein. Sind Nebenkrankheiten, wie seelische Störungen, für das übermäßige Trinken von alkoholischen Getränken verantwortlich, so ist von sekundärem Alkoholismus die Rede (Bättig, 1964, S. 144-145). Treffen nun mehrere problematische Ursachen aufeinander, so ist die Gefahr groß, ein Suchtverhalten zu entwickeln. Wenn in schwierigen und belastenden Situationen die Erfahrung gemacht wird, dass durch den Alkohol „schlechte Gefühle abgestellt und gute Gefühle hervorgerufen werden, ist die Gefahr groß, immer wieder zu dem Mittel zu greifen, sich „per Knopfdruck" Erleichterung zu verschaffen, bis ein Wohlbefinden ohne diese Hilfe nicht mehr möglich ist" (Schmitz, 2010, S. 20). Ist man also erst einmal der Ansicht, dass durch den Konsum Probleme und negative Gefühle durch angenehme Gefühle ersetzt werden und dies als Entlastung betrachtet wird, ist die Gefahr, eine Sucht beziehungsweise Abhängigkeit zu entwickeln, groß.

2.4 Überblick über aktuelle Daten und Zahlen

Alle nachfolgenden Daten und Zahlen beziehen sich ausschließlich auf Deutschland und deren Einwohner. 2017 betrug der Alkoholkonsum pro Kopf 131 Liter. Vergleicht man diesen Wert mit den vorherigen Jahren (2011-2016), ist ein leichter aber kontinuierlicher Rückgang zu beobachten. 2011 betrug der Pro-Kopf-Konsum noch 139,6 Liter, 2015 nur noch 135,5 Liter (Deutsches Weininstitut, 2018). Die Konsumausgaben in Deutschland sind dafür im Verhältnis gestiegen. Im Jahr 2014 gaben die privaten Haushalte insgesamt 20,75 Milliarden Euro für alkoholische Getränke aus. Diese Zahl ist bis 2017 auf 23,58 Milliarden Euro angestiegen (Statistisches Bundesamt, 2018). Das am häufigsten konsumierte alkoholische Getränk 2017 ist immer noch das Bier mit einem Anteil von 77 Prozent am Gesamtkonsum, gefolgt von Wein (15,9 Prozent). Schaumwein mit drei Prozent und Spirituosen machen einen Anteil von rund vier Prozent aus (Bundesamt für Sicherheit in der Informationstechnik [BSI], 2018). 2012 lag der Anteil der Alkoholabhängigen im

Alter von 18–64 Jahre bei 3,4 Prozent (1,77 Mio.). 4,8 Prozent der Männer und 2,0 Prozent der Frauen waren zum Zeitpunkt der Befragung betroffen (Pabst, Kraus, Gomes de Matos & Piontek, 2013, S.325). Richtet man den Blick auf die Verteilung der substanzbezogenen Hauptdiagnosen bei stationären Suchtpatienten im Jahr 2016, so sind Männer mit 72 Prozent weitaus stärker von der Sucht betroffen, als Frauen mit 28 Prozent (Institut für Therapieforschung [IFT], 2017).

2.5 Präventions- und Interventionsprogramme zur Reduktion von Gesundheitsrisiken

Im Vorfeld ist eine kurze Differenzierung der Begrifflichkeiten von Nöten. Ansätze im Präventionsbereich dienen generell dazu, die Entstehung von Krankheiten zu verhindern und der Gesundheit schädliche Faktoren zu minimieren. Intervention hingegen zielt auf bereits bestehende Krankheiten ab und versucht diese, zu bekämpfen. Präventions- und Interventionsprogramme sind aufgrund des immer noch in großen Mengen konsumierten Alkohols von großer Wichtigkeit. Des Weiteren schadet der übermäßige Konsum und hat schwerwiegende Folgen vor allem für Jugendliche und werdende Erwachsene. Da Prävention und Intervention sehr weit gefächerte Gebiete mit unterschiedlichsten Wirkungsfeldern sind, begrenzt sich die folgende Ausführung auf Kampagnen als Präventionsansatz. Kampagnen werden oft eingesetzt, da durch dieses Instrument ein breites Feld an Zielgruppen angesprochen wird und das gewählte Thema die Aufmerksamkeit der Öffentlichkeit erlangt (Grimm, Residori, Joachim, Décieux, Willems, 2012, S. 29). Diese „richten sich direkt und prospektiv auf eine entsprechende Verhaltensänderung" bezüglich des Alkoholkonsums aus (Grimm et al., 2012, S. 29). Des Weiteren verweisen Grimm et al. (2012, S.29-30) darauf, dass sich Kampagnen sowohl multimedialen Informationskanälen, als auch eines zielgruppengerechten Marketings bedienen, um die enthaltene Botschaft so effizient wie möglich einzubringen. Ein Beispiel hierfür ist die durch die Bundeszentrale für gesundheitliche Aufklärung hervorgebrachte Kampagne „Alkohol? Kenn dein Limit.", (Bundeszentrale Für gesundheitliche Aufklärung [BZgA], 2019). Diese Kampagne informiert vor allem Jugendliche über gesundheitliche Gefahren und Risiken, die der von ihnen praktizierte hohe und riskante Alkoholkonsum mit sich bringt. Kritisch zu beurteilen ist allerdings, dass die Maßnahmen im Hinblick auf den Abbau von riskantem Verhalten eine nur relativ geringe Wirksamkeit mit sich bringen (Röhrle, 2009, S. 87). Als wirksamer erweisen sich Strategien, „in denen der Staat zur Lösung komplexer gesellschaftspolitischer Probleme auf die Kompetenzen anderer staatlicher, teilstaatlicher oder zivilgesellschaftlicher Akteure zurückgreift und so unterschiedliche Ebenen in die politische Steuerung mit einbezieht" (Grimm et al., 2012, S. 30).

2.6 Konsequenzen für eine gesundheitsorientierte Beratung

Wie bereits im Vorfeld erwähnt, kann eine Sucht, in diesem Fall speziell das Suchtverhalten im Bezug auf Alkohol, in Folge der unterschiedlichsten Ursachen entstehen. Die gesellschaftliche Akzeptanz und die gute Verfügbarkeit tragen ebenfalls dazu bei. Ein problematischer Aspekt des Ganzen ist, dass das Suchtverhalten meist erst dann sichtbar wird, wenn der oder die Betroffene schon über einen längeren Zeitraum mit dem übermäßigen Alkoholkonsum zu kämpfen hat. Deshalb müssen im Sinne der gesundheitsorientierten Beratung weitere und genauere Wege aus präventiver Sicht erarbeitet werden. Es müssen effektivere Wege gefunden werden, die größtmögliche Anzahl an Menschen innerhalb deren Settings zielstrebiger über Folgen des Alkoholismus zu informieren und diese für das Thema zu sensibilisieren. Unteranderem sollten nicht nur Informationen über Therapiemöglichkeiten vermittelt werden, sondern auch die Motivation der Betroffenen im Bezug auf eine Behandlung gestärkt und gefördert werden. Der Betroffene sollte des Weiteren bei Anträgen für diverse Therapien unterstützt und begleitet werden. Dies verhindert die Problematik, dass die Betroffenen nach dem Erhalten der Informationen die entscheidenden Schritte nicht tätigen. Hier sollte die Beratung allerdings nicht enden. Auch die Nachsorge nach dem Beenden einer Therapie oder der Entlassung aus einer Behandlung ist ein wichtiges Aufgabengebiet der gesundheitsorientierten Beratung. Hier hat der Berater die Möglichkeit, die Klienten „aufzufangen" und Rückfälle zu verhindern.

3 Beratungsgespräch

3.1 Gesundheitspsychologisches Verhalten anhand des Transtheoretischen Modells – Fallbsp. 1

Die in Beispiel 1 dargestellte Protagonistin Frau Müller kann im Rahmen des Transtheoretischen Modells (TTM) der zweiten von insgesamt fünf Stufen zugeordnet werden. Sie befindet sich momentan in der Absichtsbildung („contemplation") (Knoll et al., 2017, S. 53). Dies ist daran festzumachen, dass ein Problembewusstsein sowie Motive zur Veränderung bereits vorhanden sind. Sie ist sich im Klaren, dass sie Übergewichtig ist und dass dies einerseits einer unausgewogenen und unregelmäßigen Ernährung und andererseits einer zu geringen sportlichen Aktivität zuschulden kommt. Auch wenn das Übergewicht noch keine Beschwerden mit sich bringt, ist sie dennoch mit ihrer Figur unzufrieden. Sie ist sich ihres Problems bewusst und hat sich offen damit auseinandergesetzt. Frau Müller hat sich zwar noch zu keiner spezifischen Handlung entschlossen, äußert jedoch die Absicht, Veränderungen in Form einer Gewichtsreduktion vorzunehmen. Per Definition ist festzustellen, dass die Klientin vorhat, ihr Vorhaben innerhalb der nächsten sechs Monate einzuleiten. Allerdings kommt es laut Knoll, Scholz und Rieckmann in der Phase der Absichtsbildung noch zur Abwägung von Vor- und Nachteilen (2017, S. 53). Es ist davon auszugehen, dass Frau Müller sich zwar aktuell in der Wiederaufnahme von sportlichen Aktivitäten den Vorteil sieht, dass sie an Gewicht verliert und dadurch wieder mit ihrer Figur zufrieden ist, andererseits findet sie laut ihrer Aussage kaum Zeit, sich sportlich zu betätigen. Der Grund hierfür ist einerseits ihr Job und andererseits beanspruchen einen Großteil ihrer Zeit ihre zwei Kinder (4 und 7 Jahre alt). Würde Frau Müller sich also häufiger dem Sport widmen, hätte sie keine Zeit mehr für ihre Kinder. Aktuell sind bei einer Veränderung also die Nachteile schwerer gewichtet als die Vorteile. Frau Müller soll im weiteren Verlauf des Gespräches erkennen, dass eine Wiederaufnahme von sportlichen Aktivitäten und der sich daraus resultierende Gewichtsverlust positiv auf ihre Gesundheit auswirken wird. Ein weiteres Ziel an diesem Punkt der Beratung ist es, die Klientin zum Entschluss der Handlung zu führen. Zu dieser Entscheidung wird es kommen, wenn die Nachteile den Vorteilen gegenüber nicht mehr überwiegen, sondern umgekehrt (Knoll et al., 2017, S. 53). Dieses Ziel kann verwirklicht werden, indem Frau Müller erkennt, dass sich die sportliche Aktivität mit ihrem Alltag und den Kindern verbinden lässt. Da sie früher bereits regelmäßig Sport gemacht hat, allerdings aktuell nicht weiß, wie sie ihr Verhalten ändern soll, kann mithilfe des Fitnessberaters veranschaulicht werden, dass es Möglichkeiten gibt, an ihrer Figur zu arbeiten, ohne gleichzeitig ihre Kinder zu vernachlässigen. Ist dieser Schritt vollbracht, wird eine Veränderung als machbar eingeschätzt und die Klientin erkennt, dass es die Mühe wert ist. Auch dieses Ziel sollte während der Intentions- und Zielbildungsphase angestrebt werden.

3.2 Die Rolle des Beraters und erste Schritte in der gesundheitspsychologischen Beratung

In einem gesundheitspsychologischen Beratungsgespräch nimmt der Berater eine unterstützende Rolle ein. Er soll den Interessenten informieren, beraten und handlungsunterstützend wirken. Das Ganze erfolgt in Form eines personenzentrierten Betreuungsprozesses. Die betreuende Fachkraft wird synonym als Begleiter betitelt. Dieser soll dem Kunden die Möglichkeit bieten, eigene Ideen zur Problemlösung zu entwickeln. Der Berater schafft ergänzend ein Umfeld, indem er dem Kunden die Möglichkeiten bietet, seine Ziele zu erreichen. Das Ziel des begleitenden Prozesses ist es also, den Interessenten seine eigenen Werte und Maßstäbe finden und umsetzen zu lassen, um seinen eigenen Weg zum Ziel zu finden. Somit wird deutlich, dass zentral die Hilfe zur Selbsthilfe steht. Ist der gewählte Weg des Klienten zunächst nicht ausreichend, ist dies zweitrangig. Von Wichtigkeit ist, dass der Entschluss gefasst wird, die ersten Schritte in die richtige Richtung zu tätigen. Im weiteren Vorgehen kann in Gemeinschaft an verbesserten Lösungswegen zur Zielerreichung gearbeitet werden. Somit werden Wertschätzung und Anerkennung übermittelt. Der Berater nimmt den Klienten durch die Akzeptanz der eingebrachten Ideen ernst und verdeutlicht ihm somit, sich auf dem richtigen Weg zu befinden. Im Folgenden wird nun auf die ersten Schritte der gesundheitspsychologischen Beratung eingegangen. Bevor es zum ersten Kontakt der Gesprächspartner kommt, ist eine adäquate mentale und organisatorische Vorbereitung von Nöten. Organisatorisch ist darauf zu achten, alle benötigten Unterlagen sowie Materialen und Verkaufshilfen wie Werbegeschenke und Kataloge bereit zu stellen (Hofbauer & Hellwig, 2016, S. 458). Des Weiteren sollte der Berater alle bisher gesammelten Informationen über den Klienten verinnerlichen, da das Gespräch dadurch individuell gestaltet werden kann. Besonderes Augenmerk wird auf die mentale Vorbereitung gelegt. Ist die Fachkraft der eigenen Rolle bewusst und stellt sich auf die Verkaufs- und Beratungssituation ein (Haeske, 2010, S. 80-81), so erlangt diese durch die Vorbereitung innere Sicherheit, was sich in den nach außen gezeigten

Körpersignalen wiederspiegelt (Röhrle & Sommer, 1999). Anschließend kommt es zur Kontaktaufnahme zwischen Berater und Klienten. Der erste Eindruck zählt bekanntlich und ist aufgrund dessen von großer Bedeutung. Um den Aufbau einer positiven Beziehungsebene - was das Ziel der Begrüßung darstellt - zu erreichen, dürfen diverse Aspekte nicht unerwähnt bleiben. Zunächst sollte auf ein gepflegtes Äußeres geachtet werden. Geht der Berater mit aufrechtem Gang auf den Interessenten zu, sucht den Blickkontakt und setzt ein ehrliches und freundliches Lächeln auf, so erweckt das Sympathie. Anhand einer kurzen Vorstellung mit Namensnennung wird der Name des Interessenten erfragt. Dieser wird für eine persönliche Ansprache genutzt, was sich ebenfalls positiv auf die Beziehung auswirkt (Bänsch, 2013, S. 50). Des Weiteren können und sollen Mimik, Gestik und Körperhaltung bewusst gesteuert werden, da auch diese Wertschätzung übermitteln und der positiven Kommunikation dienlich sind. All dies ist aus dem Grund zu beachten, da der Klient aufgrund der Immaterialität der Dienstleistung nach Erfahrungs- und Vertrauenseigenschaften sucht, um eine erste Einschätzung vorzunehmen (Bruhn & Hadwich, 2017, S.14). Diese werden häufig in der Person des Beraters gesehen. Da das Unternehmen und dessen Angebot durch ihn repräsentiert werden, ist das Gespräch der beiden Parteien mit ausschlaggebend für Erfolg oder Misserfolg.

3.3 Gesprächsverlauf anhand des Fallbeispiels 1

Vor dem Eintreffen der Klientin bereitet sich der Fitnessberater, wie in Punkt 3.2 bereits beschrieben, organisatorisch und mental auf die Beratungssituation vor. Er überprüft zuerst ob der vorgesehene Raum frei, gelüftet und aufgeräumt ist und ob alle benötigten Materialien sowie Anträge und Verkaufshilfen griffbereit sind. Anschließend verinnerlicht er nochmals alle bereits vorhanden Informationen der Interessentin und stellt sich auf seine beratende Rolle ein. Dies dient unteranderem dem Zweck, eine Atmosphäre zu schaffen, in der sich sowohl die Klientin als auch der Berater selbst wohlfühlen. Abschließend wird ein kurzer Blick in den Spiegel geworfen, mit dem das äußere Erscheinungsbild überprüft wird. Die nun eingetroffene Frau Müller wird durch den Fitnessberater freundlich und mit Handschlag begrüßt. Nach der Namensnennung bietet der Kundenberater der Klientin ein Heißgetränk an, was diese dankend annimmt. Um den Aufbau einer positiven Beziehungsebene weiter zu fördern, richtet sich der Berater in den ersten Minuten des Gesprächs mit allgemeinen Fragen an Frau Müller wie beispielsweise, ob bei der Anfahrt alles gut gelaufen ist. Währenddessen wird der zuvor erwähnte Raum aufgesucht und die

14

beiden setzen sich. Frau Müllers Sitzgelegenheit befindet sich in schräger Position zum Berater, da dies ebenfalls zum Wohlbefinden beiträgt (Hofbauer & Hellwig, 2016, S.458).

Berater: „Frau Müller, wie kann ich Ihnen denn jetzt genau weiterhelfen und warum sind Sie heute hier?"

Frau Müller: „Ja, das ist eigentlich ganz einfach erklärt. Seit ca. 7 Jahren, also als mein erstes Kind zur Welt gekommen ist, habe ich keine Zeit mehr für meinen Sport gehabt und schon gar nicht, als ich mein zweites Kind vor 4 Jahren bekommen habe. Dadurch, dass ich so lange keinen Sport mehr gemacht habe, habe ich einiges an Kilos zugelegt und die möchte ich gerne wieder verlieren."

Berater: „Kinder nehmen schon sehr viel Zeit in Anspruch habe ich recht?"

Frau Müller: „Ja, Sie können sich kaum vorstellen wie. Natürlich gibt es nichts schöneres als mit ihnen die Zeit zu verbringen, verstehen Sie mich nicht falsch, aber ab und an wäre ein bisschen Zeit für sich selbst auch mal nicht schlecht. Und da ich nicht nur Vollzeitmutter bin, sondern auch noch nebenbei 20 Stunden die Woche arbeite, den Haushalt schmeiße und einkaufen muss, sehe ich leider kaum Möglichkeiten, mich einmal für ein bis zwei Stunden herauszunehmen. Aber das hören sie bestimmt öfter."

Berater: „Da haben Sie recht Frau Müller, das Problem ist mir nicht unbekannt, deswegen kann ich Ihre momentane Situation auch gut nachvollziehen. Den ersten großen Schritt haben Sie allerdings schon geschafft, das kann ich Ihnen versichern. Sie haben das Problem erkannt und wollen dieses auch ändern. Was für Probleme sehen sie denn genau, wenn sie sich ein bis zwei Mal die Woche ca. eine Stunde für Ihre sportlichen Aktivitäten nehmen und was glauben sie könnte passieren, wenn sie nichts an Ihrer aktuellen Situation ändern?"

Frau Müller: „Wenn ich das mache, müsste ich meine Kinder vernachlässigen und das mache ich nicht. Ich möchte Sie nach der Schule und nach dem Kindergarten keineswegs unbeaufsichtigt lassen. Wenn ich allerdings weiterhin keinen Sport betreibe, werde ich wohl nie glücklich mit meiner Figur sein und auch wenn ich noch keine körperlichen Probleme habe, kann das ja auch noch kommen."

Berater: „Das haben Sie sehr gut erkannt Frau Müller, nicht nur Ihrer Figur tut das nicht gut, es könnten auch körperliche Beschwerden hinzukommen. Verstehe ich das also richtig, dass Ihre Kinder bis nachmittags in Betreuung sind und Sie sich dann danach um die zwei kümmern?"

Frau Müller: „Das ist richtig. Mein Mann kommt zwar ungefähr um die gleiche Uhrzeit nach Hause, aber er ist ja den ganzen Tag schwer am Arbeiten und dann braucht er auch einmal seine Zeit für sich. Dann übernehme ich selbstverständlich alle Dinge, die Zuhause noch anfallen."

Berater: „Also sind ab Nachmittag Ihre Kinder zusammen mit Ihnen und Ihrem Mann zuhause. Könnten Sie sich vorstellen, dass Sie jemand soweit unterstützt, dass Sie sich ein bis zwei Mal die Woche ein wenig Zeit für den Sport nehmen können und wie würde das dann aussehen?"

Frau Müller: „Darüber habe ich mir noch nicht wirklich Gedanken gemacht. Mein Mann würde mir bestimmt unter die Arme greifen. Ich meine ein paar Mal die Woche für eine Stunde kann er bestimmt allein auf die Kinder aufpassen, es dauert ja eh nicht lange, bis ich wieder zurück bin. Allerdings habe ich noch nie wirklich bezüglich des Sports gefragt, weil das Ganze mit meinem Übergewicht mir natürlich auch peinlich ist."

Berater: „Was halten Sie denn davon, wenn Sie Ihren Mann einfach mal fragen, ob er nach der Arbeit auch für ein bis zwei Stunden ohne Sie auskommt? Ich verstehe, dass das für Sie unangenehm ist, aber das muss es ja vor Ihrem Mann eigentlich nicht."

Frau Müller: „Da haben Sie schon recht, vielleicht sollte ich ihn einfach einmal fragen."

Berater: „Wunderbar, steht Ihrem Wunsch nach sportlicher Aktivität denn sonst noch etwas im Wege?"

Frau Müller: „Naja, also ich habe halt wie gesagt schon sehr lange keinen Sport mehr gemacht und weiß gar nicht, ob ich das mit dem Abnehmen dann überhaupt schaffe. Außerdem esse ich sehr unregelmäßig und das meist auch sehr ungesund. Es bleibt nicht viel Zeit zum Essen zubereiten und da ist Fast Food meist die einfachste Lösung."

Berater: „Wenn ich das meinen Unterlagen richtig entnehme, haben Sie früher, also vor der Geburt Ihrer Kinder, auch schon regelmäßig Sport gemacht? Was für Erfolge hatten Sie damals?"

Frau Müller: „Ja genau, da haben Sie recht. Ich hatte früher auch schon einmal mit den Kilos zu kämpfen und deswegen bin ich damals auch schon regelmäßig Laufen gegangen und habe ab und an Kraftsport gemacht. Das hat damals auch soweit gut funktioniert und ich habe damit auch mein Wunschgewicht halten können."

Berater: „Also haben Sie es ja bereits einmal geschafft, dieses Ziel zu erreichen. Sie meinten gerade, dass Sie unregelmäßig essen und wenn, viel Fast Food. Sehen Sie den Möglichkeiten, das zu ändern?"

Frau Müller: „Eine Idee wäre, wenn ich ab sofort in der Arbeit versuche, regelmäßig Mittagspause zu machen. Wir haben jeden Tag in der Kantine auch ein gesundes Gericht zur Auswahl. Vielleicht sollte ich es ab jetzt mit diesem versuchen."

Berater: „Das klingt sehr gut Frau Müller. Können Sie sich vorstellen, dass Sie die besprochenen Ziele erreichen? Was hätte das denn für eine Bedeutung für Sie?"

Frau Müller: „Im Großen und Ganzen kann ich mir gut vorstellen, dass ich mit ein wenig Übung den Sport und eine gesündere Ernährung wieder in meinen Alltag integrieren könnte. Mir würde es sehr viel bedeuten, da mein Wunsch nach einer besseren Figur wirklich groß ist. Dann würde ich mich auch endlich wieder in meiner eigenen Haut wohl fühlen.".

Berater: „Frau Müller, was für erste Schritte wollen Sie jetzt auf dem Weg zu Ihrem großen Ziel machen, was denken Sie, was gut wäre?"

Frau Müller: „Ich denke, es wäre gut, dass ich zunächst Mal mit meinem Mann rede und ihn frage, ob er mich ein-/ zweimal in der Woche Zuhause unterstützen könnte, sodass ich Zeit für den Sport habe. Ich werde auf regelmäßige Pausen zum Essen achten und das Süße und Ungesunde am Abend weglassen. So bin ich zuversichtlich, dass ich das schaffen kann!"

Berater: „Das hört sich sehr gut an! Dann verbleiben wir doch für heute so und Sie klären das mit Ihrem Mann ab und achten auf Ihre regelmäßigen Mahlzeiten. In einer Woche sehen wir uns dann wieder und wenn alles funktioniert hat, besprechen wir das Weitere. Dann steht Ihrer gewünschten Figur nichts mehr im Weg und ich bin auch überzeugt, dass Sie das schaffen werden!"

Im Anschluss machen der Fitnessberater und Frau Müller einen Folgetermin aus, in dem überprüft wird, ob die zunächst gesetzten Ziele erfolgreich erreicht wurden. Des Weiteren ist ein Gesundheitscheck geplant, bei dem Frau Müller nach diversen Krankheiten und Allergien befragt wird. Darauf aufbauend werden ein Trainings- und Ernährungsplan erstellt und alle im Trainingsplan vorgesehenen Übungen besprochen und vorgeführt. Angesetztes Ziel des Gespräches war es, die Klientin zum Überschreiten des Rubikon zu führen. Diesen überschreitet Sie mit der Ausarbeitung der im Gespräch aufgeführten Ziele und ihrer ersten Aktivität, in dem Falle das Gespräch mit Ihrem Mann. Die zu Beginn gestellten offenen Fragen dienen dem Berater dazu, die Motive und Beweggründe der Klientin herauszufinden. Im weiteren Verlauf werden Nachteile erfragt, die bestehen bleiben und auftreten können, sollte an der aktuellen Situation nichts verändert werden. Somit schafft der Berater ein Problembewusstsein bei der Klientin. Des Weiteren werden zur Verfügung stehende Ressourcen erfragt und nach Möglichkeiten der Unterstützung im sozialen Umfeld gesucht, die es der Klientin ermöglichen, ihre Ziele zu erarbeiten und zu verwirklichen. Zudem werden konkrete Handlungspläne für gesetzte Teilziele erfragt, um nicht nur die Selbstwirksamkeitserwartungen der Klientin zu erhöhen, sondern auch eine dementsprechende Umsetzung zu festigen. Über den gesamten Gesprächsverlauf achtet der Berater darauf, die Ziele spezifisch, messbar, attraktiv und realistisch darzustellen. Ebenfalls wird ein klar definierter Zeitraum festgelegt, in dem das dargestellte Zwischen-ziel erreicht werden soll. Abschließend zu erwähnen ist, dass der Berater darauf achtet, der Klientin Mut zuzusprechen, Verständnis für ihre Problemsituation aufbringt und die von ihr getätigten Schritte in die gewünschte Richtung zu bestätigen und anzuerkennen.

4 Literaturverzeichnis

Bandura, A. (1997). *Self-efficacy. The exercise of control.* New York: Freeman.

Bänsch, A. (2013). *Verkaufspsychologie und Verkaufstechnik.* München. Oldenbourg.

Bättig, K., Ausmaß und Ursachen des Alkoholismus. *Zeitschrift für Präventivmedizin, 9 (1),* 133-147.

Bruhn, M. & Hadwich, K. (2017). *Produkt- und Servicemanagement. Konzepte – Methoden – Prozesse.* (2., vollständig überarbeitete und erweiterte Aufl.). München: Vahlen.

Bundesamt für Sicherheit in der Informationstechnik. (2018). *Anteil alkoholischer Getränke am Gesamtkonsum in Deutschland bis 2017.* Zitiert nach de.statista.com. Zugriff am 15.03.2019. Verfügbar unter https://de.statista.com/statistik/daten/studie/5386/umfrage/anteil-verschiedener-alkoholischer-getraenke-am-gesamtkonsum/

Bundeszentrale für gesundheitliche Aufklärung. (2019). *Alkohol? Kenn dein Limit.* Zugriff am 20.03.2019. Verfügbar unter https://www.kenn-dein-limit.de/

Deutsches Weininstitut. (2018). *Pro-Kopf-Konsum von alkoholischen Getränken in Deutschland bis 2017.* Zitiert nach de.statista.com. Zugriff am 15.03.2019. Verfügbar unter https://de.statista.com/statistik/daten/studie/73973/umfrage/verbrauch-alkoholischer-getraenke-in-deutschland-seit-2003/

Dohnke, B., Müller-Fahrnow, W. & Knäuper, B. (2006). Der Einfluss von Selbstwirksamkeitserwartungen auf die Ergebnisse einer Rehabilitation nach Hüftgelenkersatz. *Zeitschrift für Gesundheitspsychologie, 14 (1),* 11-20.

Feuerlein, W. (1979). *Alkoholismus- Mißbrauch und Abhängigkeit. Eine Einführung für Ärzte, Psychologen und Sozialpädagogen.* Stuttgart: Thieme Verlag.

Fuchs, R. & Schwarzer, R. (1994). Selbstwirksamkeit zur sportlichen Aktivität: Reliabilität und Validität eines neuen Messinstruments. *Zeitschrift für Differentielle und Diagnostische Psychologie, 15,* 141-154.

Gärtner-Vander, L. (2018). *Wie kann man effektiv Alkoholsucht bei Schülern und Schülerinnen mit geistiger Behinderung vorbeugen?.* München: Grin Verlag.

Grimm, S., Residori, C., Joachim, P., Décieux J. & Willems, H. (2012). *Lokale Netzwerkbildung als strategisches Konzept in der Prävention. Evaluation einer Sensibilisierungskampagne zum Alkoholkonsum im Jugendalter.* Wiesbaden: Springer VS.

Haasen, C., Kutzer, A. & Schäfer, I. (2010). Was verstehen wir unter Sucht?. *Bundesgesundheitsblatt – Gesundheitsforschung – Gesundheitsschutz, 53 (4),* 267-270.

Haeske, U. (2010). *Kommunikation mit Kunden. Kundengespräch, After Sales und Reklamation.* (3. Aufl.). Berlin: Cornelsen.

Hofbauer, G. & Hellwig, C. (2016). *Professionelles Vertriebsmanagement. Der prozessorientierte Ansatz aus Anbieter- und Beschaffersicht.* (4., aktualisierte und erweiterte Aufl.). Erlangen: Publicis.

Hurrelmann, K. & Bründel, H. (1997). *Drogengebrauch – Drogenmissbrauch: eine Gratwanderung zwischen Genuss und Abhängigkeit.* Darmstadt: Primus Verlag

Institut für Therapieforschung. (2017). *Verteilung der substanzbezogenen Hauptdiagnosen bei stationären Suchtpatienten nach in Deutschland nach Geschlecht im Jahr 2016.* Zitiert nach de.statista.com. Zugriff am 15.03.2019. Verfügbar unter https://de.statista.com/statistik/daten/studie/255831/umfrage/verteilung-hauptdiagnosen-bei-stationaeren-suchtpatienten-nach-geschlecht/

Knoll, N., Scholz, U. & Rieckmann, N. (2017). *Einführung Gesundheitspsychologie.* (4., überarbeitete Aufl.). München: Ernst Reinhardt Verlag.

March, A. (2004). *Sport in der Suchtgesellschaft – Suchttendenzen im Sport. Prävention und Identität im Fluchtpunkt zweier Moderne-Konzeptionen* (1. Aufl.). Göttingen: Cuvillier Verlag.

Mortler, Marlene. (2018). *Drogen- und Suchtbericht. Oktober 2018.* Berlin: Bundesministerium für Gesundheit.

Pabst, A., Kraus, L., Gomes de Matos, E. & Piontek, D. (2013). Substanzkonsum und substanzbezogene Störungen in Deutschland im Jahr 2012. *SUCHT (2013), 59,* 321-331.

Schmitz, A. (2010). *Entwicklung und Verlauf der Alkoholkrankeit, ALKOHOL the POISON* (1. Aufl.). Berlin: epubli.

Schneider, J. & Rief, W. (2007). Selbstwirksamkeitserwartungen und Therapieerfolge bei Patienten mit anhaltender somatoformer Schmerzstörung (ICD-10: F45.4). *Zeitschrift für Klinische Psychologie und Psychotherapie, 36 (1),* 46-56.

Schwarzer, R. (2004). *Psychologie des Gesundheitsverhaltens. Einführung in die Gesundheitspsychologie* (3., überarbeitete Aufl.). Göttingen: Hogrefe Verlag.

Soyka, M., Küfner, H. & Feuerlein, W. (2008). *Alkoholismus – Missbrauch und Abhängigkeit. Entstehung – Folgen – Therapie.* (6. vollständig überarbeitete Aufl.). Stuttgart: Thieme.

Statistisches Bundesamt. (2018). *Konsumausgaben in Deutschland für alkoholische Getränke bis 2017.* Zitiert nach de.statista.com. Zugriff am 13.03.2019. Verfügbar unter https://de.statista.com/statistik/daten/studie/296826/umfrage/konsumausgaben-in-deutschland-fuer-alkoholische-getraenke/

Röhrle, B. & Sommer, G. (Hrsg.). (1999). *Prävention und Gesundheitsförderung*. Tübingen: DGVT.

Röhrle, B. (2009). *Evaluationsprogramme zu Strategien der Gesundheitsförderung und Prävention – was können sie leisten?* München: Deutsches Jugendinstitut.

World Health Organization. (2016). *Internationale statistische Klassifikation der Krankheiten und verwandter Gesundheitsprobleme, 10. Revision*. Köln: Deutsches Institut für Medizinische Dokumentation und Information.

5   Abbildungs- und Tabellenverzeichnis

5.1 Abbildungsverzeichnis

5.2 Tabellenverzeichnis